Baby Measurement

DATE	Age (Month/Day)	Weight (kg)	Height (cm)	Head Circumference (cm)

Baby Measurement

DATE	Age (Month/Day)	Weight (kg)	Height (cm)	Head Circumference (cm)

Immunizations

DATE	Vaccine / Medical	Note

Immunizations

DATE	Vaccine / Medical	Note

DAY / DATE   M T W T F S S

Time (AM)	Sleep or Play	Change		Feed		Note or Comment
		Pee	Poop	Nurse	Amount/Mins	
				L / R		
				L / R		
				L / R		
				L / R		
				L / R		
				L / R		
				L / R		
				L / R		
				L / R		
				L / R		
				L / R		
				L / R		
				L / R		
				L / R		
				L / R		
				L / R		
				L / R		
				L / R		
				L / R		
				L / R		
				L / R		
				L / R		
				L / R		
				L / R		

Note

M T W T F S S						DAY / DATE	

Time (PM)	Sleep or Play	Change		Feed		Note or Comment
		Pee	Poop	Nurse	Amount/Mins	
				L / R		
				L / R		
				L / R		
				L / R		
				L / R		
				L / R		
				L / R		
				L / R		
				L / R		
				L / R		
				L / R		
				L / R		
				L / R		
				L / R		
				L / R		
				L / R		
				L / R		
				L / R		
				L / R		
				L / R		
				L / R		
				L / R		
				L / R		

Note

DAY / DATE   M T W T F S S

Time (AM)	Sleep or Play	Change		Feed		Note or Comment
		Pee	Poop	Nurse	Amount/Mins	
				L / R		
				L / R		
				L / R		
				L / R		
				L / R		
				L / R		
				L / R		
				L / R		
				L / R		
				L / R		
				L / R		
				L / R		
				L / R		
				L / R		
				L / R		
				L / R		
				L / R		
				L / R		
				L / R		
				L / R		
				L / R		
				L / R		
				L / R		
				L / R		

Note
_____
_____
_____
_____

M T W T F S S   **DAY / DATE**

Time (PM)	Sleep or Play	Change		Feed		Note or Comment
		Pee	Poop	Nurse	Amount/Mins	
				L / R		
				L / R		
				L / R		
				L / R		
				L / R		
				L / R		
				L / R		
				L / R		
				L / R		
				L / R		
				L / R		
				L / R		
				L / R		
				L / R		
				L / R		
				L / R		
				L / R		
				L / R		
				L / R		
				L / R		
				L / R		
				L / R		
				L / R		

Note
_____
_____
_____
_____

DAY / DATE

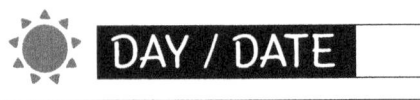

M T W T F S S

Time (AM)	Sleep or Play	Change		Feed		Note or Comment
		Pee	Poop	Nurse	Amount/Mins	
				L / R		
				L / R		
				L / R		
				L / R		
				L / R		
				L / R		
				L / R		
				L / R		
				L / R		
				L / R		
				L / R		
				L / R		
				L / R		
				L / R		
				L / R		
				L / R		
				L / R		
				L / R		
				L / R		
				L / R		
				L / R		
				L / R		
				L / R		
				L / R		

Note
_____
_____
_____
_____

M T W T F S S						DAY / DATE	

Time (PM)	Sleep or Play	Change		Feed		Note or Comment
		Pee	Poop	Nurse	Amount/Mins	
				L / R		
				L / R		
				L / R		
				L / R		
				L / R		
				L / R		
				L / R		
				L / R		
				L / R		
				L / R		
				L / R		
				L / R		
				L / R		
				L / R		
				L / R		
				L / R		
				L / R		
				L / R		
				L / R		
				L / R		
				L / R		
				L / R		
				L / R		
				L / R		

Note

DAY / DATE   M T W T F S S

Time (AM)	Sleep or Play	Change		Feed		Note or Comment
		Pee	Poop	Nurse	Amount/Mins	
				L / R		
				L / R		
				L / R		
				L / R		
				L / R		
				L / R		
				L / R		
				L / R		
				L / R		
				L / R		
				L / R		
				L / R		
				L / R		
				L / R		
				L / R		
				L / R		
				L / R		
				L / R		
				L / R		
				L / R		
				L / R		
				L / R		
				L / R		
				L / R		

Note

M T W T F S S **DAY / DATE**

Time (PM)	Sleep or Play	Change		Feed		Note or Comment
		Pee	Poop	Nurse	Amount/Mins	
				L / R		
				L / R		
				L / R		
				L / R		
				L / R		
				L / R		
				L / R		
				L / R		
				L / R		
				L / R		
				L / R		
				L / R		
				L / R		
				L / R		
				L / R		
				L / R		
				L / R		
				L / R		
				L / R		
				L / R		
				L / R		
				L / R		
				L / R		

Note

DAY / DATE						M T W T F S S	
Time (AM)	Sleep or Play	Change		Feed		Note or Comment	
		Pee	Poop	Nurse	Amount/Mins		
				L / R			
				L / R			
				L / R			
				L / R			
				L / R			
				L / R			
				L / R			
				L / R			
				L / R			
				L / R			
				L / R			
				L / R			
				L / R			
				L / R			
				L / R			
				L / R			
				L / R			
				L / R			
				L / R			
				L / R			
				L / R			
				L / R			
				L / R			

Note

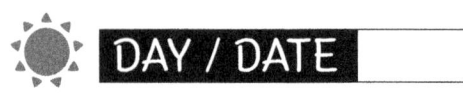

M T W T F S S | DAY / DATE

Time (PM)	Sleep or Play	Change		Feed		Note or Comment
		Pee	Poop	Nurse	Amount/Mins	
				L / R		
				L / R		
				L / R		
				L / R		
				L / R		
				L / R		
				L / R		
				L / R		
				L / R		
				L / R		
				L / R		
				L / R		
				L / R		
				L / R		
				L / R		
				L / R		
				L / R		
				L / R		
				L / R		
				L / R		
				L / R		
				L / R		
				L / R		

Note
_____
_____
_____

DAY / DATE

M T W T F S S

Time (AM)	Sleep or Play	Change		Feed		Note or Comment
		Pee	Poop	Nurse	Amount/Mins	
				L / R		
				L / R		
				L / R		
				L / R		
				L / R		
				L / R		
				L / R		
				L / R		
				L / R		
				L / R		
				L / R		
				L / R		
				L / R		
				L / R		
				L / R		
				L / R		
				L / R		
				L / R		
				L / R		
				L / R		
				L / R		
				L / R		
				L / R		
				L / R		

Note
___
___
___
___

M T W T F S S　　　**DAY / DATE**

Time (PM)	Sleep or Play	Change		Feed		Note or Comment
		Pee	Poop	Nurse	Amount/Mins	
				L / R		
				L / R		
				L / R		
				L / R		
				L / R		
				L / R		
				L / R		
				L / R		
				L / R		
				L / R		
				L / R		
				L / R		
				L / R		
				L / R		
				L / R		
				L / R		
				L / R		
				L / R		
				L / R		
				L / R		
				L / R		
				L / R		
				L / R		
				L / R		

Note

DAY / DATE

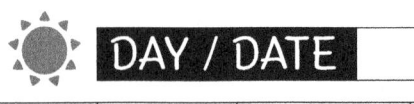

M T W T F S S

Time (AM)	Sleep or Play	Change		Feed		Note or Comment
		Pee	Poop	Nurse	Amount/Mins	
				L / R		
				L / R		
				L / R		
				L / R		
				L / R		
				L / R		
				L / R		
				L / R		
				L / R		
				L / R		
				L / R		
				L / R		
				L / R		
				L / R		
				L / R		
				L / R		
				L / R		
				L / R		
				L / R		
				L / R		
				L / R		
				L / R		
				L / R		
				L / R		

Note

M T W T F S S **DAY / DATE**

Time (PM)	Sleep or Play	Change		Feed		Note or Comment
		Pee	Poop	Nurse	Amount/Mins	
				L / R		
				L / R		
				L / R		
				L / R		
				L / R		
				L / R		
				L / R		
				L / R		
				L / R		
				L / R		
				L / R		
				L / R		
				L / R		
				L / R		
				L / R		
				L / R		
				L / R		
				L / R		
				L / R		
				L / R		
				L / R		
				L / R		
				L / R		
				L / R		

Note
_____
_____
_____
_____

DAY / DATE   M T W T F S S

Time (AM)	Sleep or Play	Change		Feed		Note or Comment
		Pee	Poop	Nurse	Amount/Mins	
				L / R		
				L / R		
				L / R		
				L / R		
				L / R		
				L / R		
				L / R		
				L / R		
				L / R		
				L / R		
				L / R		
				L / R		
				L / R		
				L / R		
				L / R		
				L / R		
				L / R		
				L / R		
				L / R		
				L / R		
				L / R		
				L / R		
				L / R		
				L / R		

Note
___
___
___
___

M T W T F S S   DAY / DATE

Time (PM)	Sleep or Play	Change		Feed		Note or Comment
		Pee	Poop	Nurse	Amount/Mins	
				L / R		
				L / R		
				L / R		
				L / R		
				L / R		
				L / R		
				L / R		
				L / R		
				L / R		
				L / R		
				L / R		
				L / R		
				L / R		
				L / R		
				L / R		
				L / R		
				L / R		
				L / R		
				L / R		
				L / R		
				L / R		
				L / R		
				L / R		

Note

DAY / DATE M T W T F S S

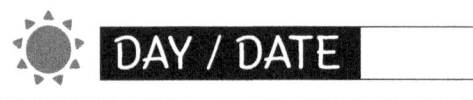

Time (AM)	Sleep or Play	Change		Feed		Note or Comment
		Pee	Poop	Nurse	Amount/Mins	
				L / R		
				L / R		
				L / R		
				L / R		
				L / R		
				L / R		
				L / R		
				L / R		
				L / R		
				L / R		
				L / R		
				L / R		
				L / R		
				L / R		
				L / R		
				L / R		
				L / R		
				L / R		
				L / R		
				L / R		
				L / R		
				L / R		
				L / R		
				L / R		

Note

M T W T F S S | DAY / DATE

Time (PM)	Sleep or Play	Change		Feed		Note or Comment
		Pee	Poop	Nurse	Amount/Mins	
				L / R		
				L / R		
				L / R		
				L / R		
				L / R		
				L / R		
				L / R		
				L / R		
				L / R		
				L / R		
				L / R		
				L / R		
				L / R		
				L / R		
				L / R		
				L / R		
				L / R		
				L / R		
				L / R		
				L / R		
				L / R		
				L / R		
				L / R		
				L / R		

Note

DAY / DATE

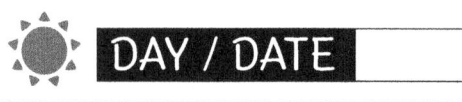

M T W T F S S

Time (AM)	Sleep or Play	Change		Feed		Note or Comment
		Pee	Poop	Nurse	Amount/Mins	
				L / R		
				L / R		
				L / R		
				L / R		
				L / R		
				L / R		
				L / R		
				L / R		
				L / R		
				L / R		
				L / R		
				L / R		
				L / R		
				L / R		
				L / R		
				L / R		
				L / R		
				L / R		
				L / R		
				L / R		
				L / R		
				L / R		
				L / R		
				L / R		

Note

M T W T F S S **DAY / DATE**

Time (PM)	Sleep or Play	Change		Feed		Note or Comment
		Pee	Poop	Nurse	Amount/Mins	
				L / R		
				L / R		
				L / R		
				L / R		
				L / R		
				L / R		
				L / R		
				L / R		
				L / R		
				L / R		
				L / R		
				L / R		
				L / R		
				L / R		
				L / R		
				L / R		
				L / R		
				L / R		
				L / R		
				L / R		
				L / R		
				L / R		
				L / R		
				L / R		
				L / R		

Note
___
___
___

DAY / DATE

M T W T F S S

Time (AM)	Sleep or Play	Change		Feed		Note or Comment
		Pee	Poop	Nurse	Amount/Mins	
				L / R		
				L / R		
				L / R		
				L / R		
				L / R		
				L / R		
				L / R		
				L / R		
				L / R		
				L / R		
				L / R		
				L / R		
				L / R		
				L / R		
				L / R		
				L / R		
				L / R		
				L / R		
				L / R		
				L / R		
				L / R		
				L / R		
				L / R		
				L / R		
				L / R		

Note
___
___
___
___

M T W T F S S **DAY / DATE**

Time (PM)	Sleep or Play	Change		Feed		Note or Comment
		Pee	Poop	Nurse	Amount/Mins	
				L / R		
				L / R		
				L / R		
				L / R		
				L / R		
				L / R		
				L / R		
				L / R		
				L / R		
				L / R		
				L / R		
				L / R		
				L / R		
				L / R		
				L / R		
				L / R		
				L / R		
				L / R		
				L / R		
				L / R		
				L / R		
				L / R		
				L / R		
				L / R		

Note

DAY / DATE

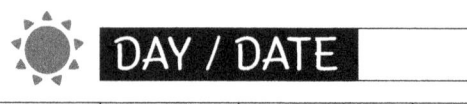

M T W T F S S

Time (AM)	Sleep or Play	Change		Feed		Note or Comment
		Pee	Poop	Nurse	Amount/Mins	
				L / R		
				L / R		
				L / R		
				L / R		
				L / R		
				L / R		
				L / R		
				L / R		
				L / R		
				L / R		
				L / R		
				L / R		
				L / R		
				L / R		
				L / R		
				L / R		
				L / R		
				L / R		
				L / R		
				L / R		
				L / R		
				L / R		
				L / R		

Note

M T W T F S S **DAY / DATE**

Time (PM)	Sleep or Play	Change		Feed		Note or Comment
		Pee	Poop	Nurse	Amount/Mins	
				L / R		
				L / R		
				L / R		
				L / R		
				L / R		
				L / R		
				L / R		
				L / R		
				L / R		
				L / R		
				L / R		
				L / R		
				L / R		
				L / R		
				L / R		
				L / R		
				L / R		
				L / R		
				L / R		
				L / R		
				L / R		
				L / R		
				L / R		
				L / R		

Note

DAY / DATE   M T W T F S S

Time (AM)	Sleep or Play	Change		Feed		Note or Comment
		Pee	Poop	Nurse	Amount/Mins	
				L / R		
				L / R		
				L / R		
				L / R		
				L / R		
				L / R		
				L / R		
				L / R		
				L / R		
				L / R		
				L / R		
				L / R		
				L / R		
				L / R		
				L / R		
				L / R		
				L / R		
				L / R		
				L / R		
				L / R		
				L / R		
				L / R		
				L / R		
				L / R		

Note
___
___
___
___

M T W T F S S **DAY / DATE**

Time (PM)	Sleep or Play	Change		Feed		Note or Comment
		Pee	Poop	Nurse	Amount/Mins	
				L / R		
				L / R		
				L / R		
				L / R		
				L / R		
				L / R		
				L / R		
				L / R		
				L / R		
				L / R		
				L / R		
				L / R		
				L / R		
				L / R		
				L / R		
				L / R		
				L / R		
				L / R		
				L / R		
				L / R		
				L / R		
				L / R		
				L / R		
				L / R		

Note
___
___
___

DAY / DATE   M T W T F S S

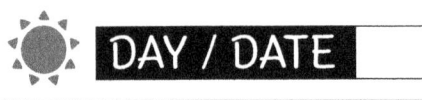

Time (AM)	Sleep or Play	Change		Feed		Note or Comment
		Pee	Poop	Nurse	Amount/Mins	
				L / R		
				L / R		
				L / R		
				L / R		
				L / R		
				L / R		
				L / R		
				L / R		
				L / R		
				L / R		
				L / R		
				L / R		
				L / R		
				L / R		
				L / R		
				L / R		
				L / R		
				L / R		
				L / R		
				L / R		
				L / R		
				L / R		
				L / R		

Note
___
___
___
___

M T W T F S S						DAY / DATE	

Time (PM)	Sleep or Play	Change		Feed		Note or Comment
		Pee	Poop	Nurse	Amount/Mins	
				L / R		
				L / R		
				L / R		
				L / R		
				L / R		
				L / R		
				L / R		
				L / R		
				L / R		
				L / R		
				L / R		
				L / R		
				L / R		
				L / R		
				L / R		
				L / R		
				L / R		
				L / R		
				L / R		
				L / R		
				L / R		
				L / R		
				L / R		

Note
_____
_____
_____

DAY / DATE   M T W T F S S

Time (AM)	Sleep or Play	Change		Feed		Note or Comment
		Pee	Poop	Nurse	Amount/Mins	
				L / R		
				L / R		
				L / R		
				L / R		
				L / R		
				L / R		
				L / R		
				L / R		
				L / R		
				L / R		
				L / R		
				L / R		
				L / R		
				L / R		
				L / R		
				L / R		
				L / R		
				L / R		
				L / R		
				L / R		
				L / R		
				L / R		
				L / R		
				L / R		

Note
_____
_____
_____
_____

M T W T F S S **DAY / DATE**

Time (PM)	Sleep or Play	Change		Feed		Note or Comment
		Pee	Poop	Nurse	Amount/Mins	
				L / R		
				L / R		
				L / R		
				L / R		
				L / R		
				L / R		
				L / R		
				L / R		
				L / R		
				L / R		
				L / R		
				L / R		
				L / R		
				L / R		
				L / R		
				L / R		
				L / R		
				L / R		
				L / R		
				L / R		
				L / R		
				L / R		
				L / R		

Note
_____
_____
_____
_____

DAY / DATE   M T W T F S S

Time (AM)	Sleep or Play	Change		Feed		Note or Comment
		Pee	Poop	Nurse	Amount/Mins	
				L / R		
				L / R		
				L / R		
				L / R		
				L / R		
				L / R		
				L / R		
				L / R		
				L / R		
				L / R		
				L / R		
				L / R		
				L / R		
				L / R		
				L / R		
				L / R		
				L / R		
				L / R		
				L / R		
				L / R		
				L / R		
				L / R		
				L / R		
				L / R		

Note

M T W T F S S   **DAY / DATE**

Time (PM)	Sleep or Play	Change		Feed		Note or Comment
		Pee	Poop	Nurse	Amount/Mins	
				L / R		
				L / R		
				L / R		
				L / R		
				L / R		
				L / R		
				L / R		
				L / R		
				L / R		
				L / R		
				L / R		
				L / R		
				L / R		
				L / R		
				L / R		
				L / R		
				L / R		
				L / R		
				L / R		
				L / R		
				L / R		
				L / R		
				L / R		
				L / R		

Note
_____
_____
_____
_____

DAY / DATE

M T W T F S S

Time (AM)	Sleep or Play	Change		Feed		Note or Comment
		Pee	Poop	Nurse	Amount/Mins	
				L / R		
				L / R		
				L / R		
				L / R		
				L / R		
				L / R		
				L / R		
				L / R		
				L / R		
				L / R		
				L / R		
				L / R		
				L / R		
				L / R		
				L / R		
				L / R		
				L / R		
				L / R		
				L / R		
				L / R		
				L / R		
				L / R		
				L / R		
				L / R		

Note

M T W T F S S   **DAY / DATE**

Time (PM)	Sleep or Play	Change		Feed		Note or Comment
		Pee	Poop	Nurse	Amount/Mins	
				L / R		
				L / R		
				L / R		
				L / R		
				L / R		
				L / R		
				L / R		
				L / R		
				L / R		
				L / R		
				L / R		
				L / R		
				L / R		
				L / R		
				L / R		
				L / R		
				L / R		
				L / R		
				L / R		
				L / R		
				L / R		
				L / R		
				L / R		
				L / R		

Note
_____
_____
_____
_____

DAY / DATE M T W T F S S

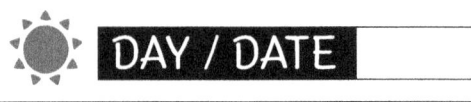

Time (AM)	Sleep or Play	Change		Feed		Note or Comment
		Pee	Poop	Nurse	Amount/Mins	
				L / R		
				L / R		
				L / R		
				L / R		
				L / R		
				L / R		
				L / R		
				L / R		
				L / R		
				L / R		
				L / R		
				L / R		
				L / R		
				L / R		
				L / R		
				L / R		
				L / R		
				L / R		
				L / R		
				L / R		
				L / R		
				L / R		
				L / R		
				L / R		
				L / R		

Note
_____
_____
_____

M T W T F S S **DAY / DATE**

Time (PM)	Sleep or Play	Change		Feed		Note or Comment
		Pee	Poop	Nurse	Amount/Mins	
				L / R		
				L / R		
				L / R		
				L / R		
				L / R		
				L / R		
				L / R		
				L / R		
				L / R		
				L / R		
				L / R		
				L / R		
				L / R		
				L / R		
				L / R		
				L / R		
				L / R		
				L / R		
				L / R		
				L / R		
				L / R		
				L / R		
				L / R		

Note

DAY / DATE   M T W T F S S

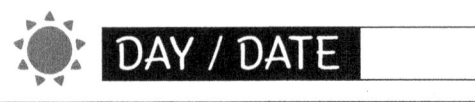

Time (AM)	Sleep or Play	Change		Feed		Note or Comment
		Pee	Poop	Nurse	Amount/Mins	
				L / R		
				L / R		
				L / R		
				L / R		
				L / R		
				L / R		
				L / R		
				L / R		
				L / R		
				L / R		
				L / R		
				L / R		
				L / R		
				L / R		
				L / R		
				L / R		
				L / R		
				L / R		
				L / R		
				L / R		
				L / R		
				L / R		
				L / R		
				L / R		

Note

M T W T F S S

DAY / DATE

Time (PM)	Sleep or Play	Change		Feed		Note or Comment
		Pee	Poop	Nurse	Amount/Mins	
				L / R		
				L / R		
				L / R		
				L / R		
				L / R		
				L / R		
				L / R		
				L / R		
				L / R		
				L / R		
				L / R		
				L / R		
				L / R		
				L / R		
				L / R		
				L / R		
				L / R		
				L / R		
				L / R		
				L / R		
				L / R		
				L / R		
				L / R		

Note
___
___
___
___

DAY / DATE   M T W T F S S

Time (AM)	Sleep or Play	Change		Feed		Note or Comment
		Pee	Poop	Nurse	Amount/Mins	
				L / R		
				L / R		
				L / R		
				L / R		
				L / R		
				L / R		
				L / R		
				L / R		
				L / R		
				L / R		
				L / R		
				L / R		
				L / R		
				L / R		
				L / R		
				L / R		
				L / R		
				L / R		
				L / R		
				L / R		
				L / R		
				L / R		
				L / R		
				L / R		

Note

M T W T F S S **DAY / DATE**

Time (PM)	Sleep or Play	Change		Feed		Note or Comment
		Pee	Poop	Nurse	Amount/Mins	
				L / R		
				L / R		
				L / R		
				L / R		
				L / R		
				L / R		
				L / R		
				L / R		
				L / R		
				L / R		
				L / R		
				L / R		
				L / R		
				L / R		
				L / R		
				L / R		
				L / R		
				L / R		
				L / R		
				L / R		
				L / R		
				L / R		
				L / R		

Note
_____
_____
_____
_____

DAY / DATE

M T W T F S S

Time (AM)	Sleep or Play	Change		Feed		Note or Comment
		Pee	Poop	Nurse	Amount/Mins	
				L / R		
				L / R		
				L / R		
				L / R		
				L / R		
				L / R		
				L / R		
				L / R		
				L / R		
				L / R		
				L / R		
				L / R		
				L / R		
				L / R		
				L / R		
				L / R		
				L / R		
				L / R		
				L / R		
				L / R		
				L / R		
				L / R		
				L / R		

Note

M T W T F S S **DAY / DATE**

Time (PM)	Sleep or Play	Change		Feed		Note or Comment
		Pee	Poop	Nurse	Amount/Mins	
				L / R		
				L / R		
				L / R		
				L / R		
				L / R		
				L / R		
				L / R		
				L / R		
				L / R		
				L / R		
				L / R		
				L / R		
				L / R		
				L / R		
				L / R		
				L / R		
				L / R		
				L / R		
				L / R		
				L / R		
				L / R		
				L / R		
				L / R		
				L / R		

Note
_____
_____
_____
_____

DAY / DATE   M T W T F S S

Time (AM)	Sleep or Play	Change		Feed		Note or Comment
		Pee	Poop	Nurse	Amount/Mins	
				L / R		
				L / R		
				L / R		
				L / R		
				L / R		
				L / R		
				L / R		
				L / R		
				L / R		
				L / R		
				L / R		
				L / R		
				L / R		
				L / R		
				L / R		
				L / R		
				L / R		
				L / R		
				L / R		
				L / R		
				L / R		
				L / R		
				L / R		
				L / R		

Note
_____
_____
_____

M T W T F S S   **DAY / DATE**

Time (PM)	Sleep or Play	Change		Feed		Note or Comment
		Pee	Poop	Nurse	Amount/Mins	
				L / R		
				L / R		
				L / R		
				L / R		
				L / R		
				L / R		
				L / R		
				L / R		
				L / R		
				L / R		
				L / R		
				L / R		
				L / R		
				L / R		
				L / R		
				L / R		
				L / R		
				L / R		
				L / R		
				L / R		
				L / R		
				L / R		
				L / R		

Note
_____
_____
_____
_____

DAY / DATE

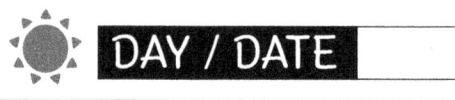

M T W T F S S

Time (AM)	Sleep or Play	Change		Feed		Note or Comment
		Pee	Poop	Nurse	Amount/Mins	
				L / R		
				L / R		
				L / R		
				L / R		
				L / R		
				L / R		
				L / R		
				L / R		
				L / R		
				L / R		
				L / R		
				L / R		
				L / R		
				L / R		
				L / R		
				L / R		
				L / R		
				L / R		
				L / R		
				L / R		
				L / R		
				L / R		
				L / R		

Note

M T W T F S S

DAY / DATE

Time (PM)	Sleep or Play	Change		Feed		Note or Comment
		Pee	Poop	Nurse	Amount/Mins	
				L / R		
				L / R		
				L / R		
				L / R		
				L / R		
				L / R		
				L / R		
				L / R		
				L / R		
				L / R		
				L / R		
				L / R		
				L / R		
				L / R		
				L / R		
				L / R		
				L / R		
				L / R		
				L / R		
				L / R		
				L / R		
				L / R		
				L / R		
				L / R		
				L / R		

Note

DAY / DATE

M T W T F S S

Time (AM)	Sleep or Play	Change		Feed		Note or Comment
		Pee	Poop	Nurse	Amount/Mins	
				L / R		
				L / R		
				L / R		
				L / R		
				L / R		
				L / R		
				L / R		
				L / R		
				L / R		
				L / R		
				L / R		
				L / R		
				L / R		
				L / R		
				L / R		
				L / R		
				L / R		
				L / R		
				L / R		
				L / R		
				L / R		
				L / R		
				L / R		
				L / R		

Note

M T W T F S S   **DAY / DATE**

Time (PM)	Sleep or Play	Change		Feed		Note or Comment
		Pee	Poop	Nurse	Amount/Mins	
				L / R		
				L / R		
				L / R		
				L / R		
				L / R		
				L / R		
				L / R		
				L / R		
				L / R		
				L / R		
				L / R		
				L / R		
				L / R		
				L / R		
				L / R		
				L / R		
				L / R		
				L / R		
				L / R		
				L / R		
				L / R		
				L / R		

Note
_____
_____
_____
_____

DAY / DATE   M T W T F S S

Time (AM)	Sleep or Play	Change		Feed		Note or Comment
		Pee	Poop	Nurse	Amount/Mins	
				L / R		
				L / R		
				L / R		
				L / R		
				L / R		
				L / R		
				L / R		
				L / R		
				L / R		
				L / R		
				L / R		
				L / R		
				L / R		
				L / R		
				L / R		
				L / R		
				L / R		
				L / R		
				L / R		
				L / R		
				L / R		
				L / R		
				L / R		
				L / R		

Note
_____
_____
_____

M T W T F S S   **DAY / DATE**

Time (PM)	Sleep or Play	Change			Feed			Note or Comment
		Pee	Poop	Nurse	Amount/Mins	
				L / R		
				L / R		
				L / R		
				L / R		
				L / R		
				L / R		
				L / R		
				L / R		
				L / R		
				L / R		
				L / R		
				L / R		
				L / R		
				L / R		
				L / R		
				L / R		
				L / R		
				L / R		
				L / R		
				L / R		
				L / R		
				L / R		
				L / R		
				L / R		
				L / R		

Note
_____
_____
_____
_____

DAY / DATE   M T W T F S S

Time (AM)	Sleep or Play	Change		Feed		Note or Comment
		Pee	Poop	Nurse	Amount/Mins	
				L / R		
				L / R		
				L / R		
				L / R		
				L / R		
				L / R		
				L / R		
				L / R		
				L / R		
				L / R		
				L / R		
				L / R		
				L / R		
				L / R		
				L / R		
				L / R		
				L / R		
				L / R		
				L / R		
				L / R		
				L / R		
				L / R		
				L / R		
				L / R		

Note
_____
_____
_____
_____

M T W T F S S | DAY / DATE

Time (PM)	Sleep or Play	Change		Feed		Note or Comment
		Pee	Poop	Nurse	Amount/Mins	
				L / R		
				L / R		
				L / R		
				L / R		
				L / R		
				L / R		
				L / R		
				L / R		
				L / R		
				L / R		
				L / R		
				L / R		
				L / R		
				L / R		
				L / R		
				L / R		
				L / R		
				L / R		
				L / R		
				L / R		
				L / R		
				L / R		
				L / R		

Note
_____
_____
_____
_____

DAY / DATE

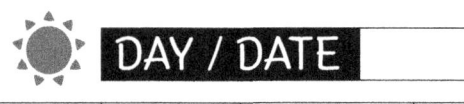

M T W T F S S

Time (AM)	Sleep or Play	Change		Feed		Note or Comment
		Pee	Poop	Nurse	Amount/Mins	
				L / R		
				L / R		
				L / R		
				L / R		
				L / R		
				L / R		
				L / R		
				L / R		
				L / R		
				L / R		
				L / R		
				L / R		
				L / R		
				L / R		
				L / R		
				L / R		
				L / R		
				L / R		
				L / R		
				L / R		
				L / R		
				L / R		
				L / R		
				L / R		

Note
_____
_____
_____
_____

M T W T F S S **DAY / DATE**

Time (PM)	Sleep or Play	Change		Feed		Note or Comment
		Pee	Poop	Nurse	Amount/Mins	
				L / R		
				L / R		
				L / R		
				L / R		
				L / R		
				L / R		
				L / R		
				L / R		
				L / R		
				L / R		
				L / R		
				L / R		
				L / R		
				L / R		
				L / R		
				L / R		
				L / R		
				L / R		
				L / R		
				L / R		
				L / R		
				L / R		
				L / R		

Note
_____
_____
_____
_____

DAY / DATE

M T W T F S S

Time (AM)	Sleep or Play	Change		Feed		Note or Comment
		Pee	Poop	Nurse	Amount/Mins	
				L / R		
				L / R		
				L / R		
				L / R		
				L / R		
				L / R		
				L / R		
				L / R		
				L / R		
				L / R		
				L / R		
				L / R		
				L / R		
				L / R		
				L / R		
				L / R		
				L / R		
				L / R		
				L / R		
				L / R		
				L / R		
				L / R		
				L / R		
				L / R		

Note

M T W T F S S **DAY / DATE**

Time (PM)	Sleep or Play	Change		Feed		Note or Comment
		Pee	Poop	Nurse	Amount/Mins	
				L / R		
				L / R		
				L / R		
				L / R		
				L / R		
				L / R		
				L / R		
				L / R		
				L / R		
				L / R		
				L / R		
				L / R		
				L / R		
				L / R		
				L / R		
				L / R		
				L / R		
				L / R		
				L / R		
				L / R		
				L / R		
				L / R		
				L / R		
				L / R		

Note

DAY / DATE

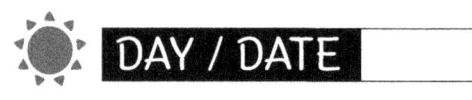

M T W T F S S

Time (AM)	Sleep or Play	Change		Feed		Note or Comment
		Pee	Poop	Nurse	Amount/Mins	
				L / R		
				L / R		
				L / R		
				L / R		
				L / R		
				L / R		
				L / R		
				L / R		
				L / R		
				L / R		
				L / R		
				L / R		
				L / R		
				L / R		
				L / R		
				L / R		
				L / R		
				L / R		
				L / R		
				L / R		
				L / R		
				L / R		
				L / R		
				L / R		

Note
_____
_____
_____
_____

M T W T F S S

DAY / DATE

Time (PM)	Sleep or Play	Change		Feed		Note or Comment
		Pee	Poop	Nurse	Amount/Mins	
				L / R		
				L / R		
				L / R		
				L / R		
				L / R		
				L / R		
				L / R		
				L / R		
				L / R		
				L / R		
				L / R		
				L / R		
				L / R		
				L / R		
				L / R		
				L / R		
				L / R		
				L / R		
				L / R		
				L / R		
				L / R		
				L / R		
				L / R		
				L / R		

Note
___
___
___

DAY / DATE   M T W T F S S

Time (AM)	Sleep or Play	Change		Feed		Note or Comment
		Pee	Poop	Nurse	Amount/Mins	
				L / R		
				L / R		
				L / R		
				L / R		
				L / R		
				L / R		
				L / R		
				L / R		
				L / R		
				L / R		
				L / R		
				L / R		
				L / R		
				L / R		
				L / R		
				L / R		
				L / R		
				L / R		
				L / R		
				L / R		
				L / R		
				L / R		
				L / R		
				L / R		

Note
_____
_____
_____
_____

M T W T F S S   **DAY / DATE**

Time (PM)	Sleep or Play	Change		Feed		Note or Comment
		Pee	Poop	Nurse	Amount/Mins	
				L / R		
				L / R		
				L / R		
				L / R		
				L / R		
				L / R		
				L / R		
				L / R		
				L / R		
				L / R		
				L / R		
				L / R		
				L / R		
				L / R		
				L / R		
				L / R		
				L / R		
				L / R		
				L / R		
				L / R		
				L / R		
				L / R		
				L / R		
				L / R		

Note

DAY / DATE M T W T F S S

Time (AM)	Sleep or Play	Change		Feed		Note or Comment
		Pee	Poop	Nurse	Amount/Mins	
				L / R		
				L / R		
				L / R		
				L / R		
				L / R		
				L / R		
				L / R		
				L / R		
				L / R		
				L / R		
				L / R		
				L / R		
				L / R		
				L / R		
				L / R		
				L / R		
				L / R		
				L / R		
				L / R		
				L / R		
				L / R		
				L / R		
				L / R		
				L / R		

Note

M T W T F S S | DAY / DATE

Time (PM)	Sleep or Play	Change		Feed		Note or Comment
		Pee	Poop	Nurse	Amount/Mins	
				L / R		
				L / R		
				L / R		
				L / R		
				L / R		
				L / R		
				L / R		
				L / R		
				L / R		
				L / R		
				L / R		
				L / R		
				L / R		
				L / R		
				L / R		
				L / R		
				L / R		
				L / R		
				L / R		
				L / R		
				L / R		
				L / R		
				L / R		

Note

DAY / DATE

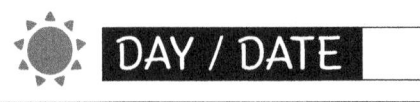

M T W T F S S

Time (AM)	Sleep or Play	Change		Feed		Note or Comment
		Pee	Poop	Nurse	Amount/Mins	
				L / R		
				L / R		
				L / R		
				L / R		
				L / R		
				L / R		
				L / R		
				L / R		
				L / R		
				L / R		
				L / R		
				L / R		
				L / R		
				L / R		
				L / R		
				L / R		
				L / R		
				L / R		
				L / R		
				L / R		
				L / R		
				L / R		
				L / R		
				L / R		

Note
___
___
___
___

M T W T F S S **DAY / DATE**

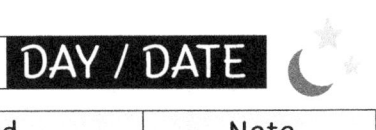

Time (PM)	Sleep or Play	Change		Feed		Note or Comment
		Pee	Poop	Nurse	Amount/Mins	
				L / R		
				L / R		
				L / R		
				L / R		
				L / R		
				L / R		
				L / R		
				L / R		
				L / R		
				L / R		
				L / R		
				L / R		
				L / R		
				L / R		
				L / R		
				L / R		
				L / R		
				L / R		
				L / R		
				L / R		
				L / R		
				L / R		
				L / R		
				L / R		

Note
_____
_____
_____
_____

DAY / DATE

M T W T F S S

Time (AM)	Sleep or Play	Change		Feed		Note or Comment
		Pee	Poop	Nurse	Amount/Mins	
				L / R		
				L / R		
				L / R		
				L / R		
				L / R		
				L / R		
				L / R		
				L / R		
				L / R		
				L / R		
				L / R		
				L / R		
				L / R		
				L / R		
				L / R		
				L / R		
				L / R		
				L / R		
				L / R		
				L / R		
				L / R		
				L / R		
				L / R		
				L / R		

Note
___
___
___

M T W T F S S						DAY / DATE

Time (PM)	Sleep or Play	Change		Feed		Note or Comment
		Pee	Poop	Nurse	Amount/Mins	
				L / R		
				L / R		
				L / R		
				L / R		
				L / R		
				L / R		
				L / R		
				L / R		
				L / R		
				L / R		
				L / R		
				L / R		
				L / R		
				L / R		
				L / R		
				L / R		
				L / R		
				L / R		
				L / R		
				L / R		
				L / R		
				L / R		
				L / R		
				L / R		

Note

DAY / DATE   M T W T F S S

Time (AM)	Sleep or Play	Change		Feed		Note or Comment
		Pee	Poop	Nurse	Amount/Mins	
				L / R		
				L / R		
				L / R		
				L / R		
				L / R		
				L / R		
				L / R		
				L / R		
				L / R		
				L / R		
				L / R		
				L / R		
				L / R		
				L / R		
				L / R		
				L / R		
				L / R		
				L / R		
				L / R		
				L / R		
				L / R		
				L / R		
				L / R		
				L / R		

Note
_____
_____
_____
_____

M T W T F S S **DAY / DATE**

Time (PM)	Sleep or Play	Change		Feed		Note or Comment
		Pee	Poop	Nurse	Amount/Mins	
				L / R		
				L / R		
				L / R		
				L / R		
				L / R		
				L / R		
				L / R		
				L / R		
				L / R		
				L / R		
				L / R		
				L / R		
				L / R		
				L / R		
				L / R		
				L / R		
				L / R		
				L / R		
				L / R		
				L / R		
				L / R		
				L / R		
				L / R		

Note
___
___
___
___

DAY / DATE

M T W T F S S

Time (AM)	Sleep or Play	Change		Feed		Note or Comment
		Pee	Poop	Nurse	Amount/Mins	
				L / R		
				L / R		
				L / R		
				L / R		
				L / R		
				L / R		
				L / R		
				L / R		
				L / R		
				L / R		
				L / R		
				L / R		
				L / R		
				L / R		
				L / R		
				L / R		
				L / R		
				L / R		
				L / R		
				L / R		
				L / R		
				L / R		
				L / R		

Note
_____
_____
_____
_____

M T W T F S S						DAY / DATE	
Time (PM)	Sleep or Play	Change		Feed		Note or Comment	
		Pee	Poop	Nurse	Amount/Mins		
				L / R			
				L / R			
				L / R			
				L / R			
				L / R			
				L / R			
				L / R			
				L / R			
				L / R			
				L / R			
				L / R			
				L / R			
				L / R			
				L / R			
				L / R			
				L / R			
				L / R			
				L / R			
				L / R			
				L / R			
				L / R			
				L / R			
				L / R			
				L / R			

Note
_____
_____
_____
_____

DAY / DATE   M T W T F S S

Time (AM)	Sleep or Play	Change		Feed		Note or Comment
		Pee	Poop	Nurse	Amount/Mins	
				L / R		
				L / R		
				L / R		
				L / R		
				L / R		
				L / R		
				L / R		
				L / R		
				L / R		
				L / R		
				L / R		
				L / R		
				L / R		
				L / R		
				L / R		
				L / R		
				L / R		
				L / R		
				L / R		
				L / R		
				L / R		
				L / R		
				L / R		
				L / R		

Note
___
___
___
___

M T W T F S S						DAY / DATE	

Time (PM)	Sleep or Play	Change		Feed		Note or Comment
		Pee	Poop	Nurse	Amount/Mins	
				L / R		
				L / R		
				L / R		
				L / R		
				L / R		
				L / R		
				L / R		
				L / R		
				L / R		
				L / R		
				L / R		
				L / R		
				L / R		
				L / R		
				L / R		
				L / R		
				L / R		
				L / R		
				L / R		
				L / R		
				L / R		
				L / R		
				L / R		
				L / R		

Note
_____
_____
_____
_____

DAY / DATE

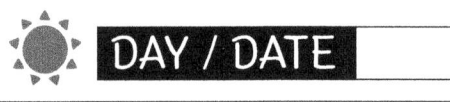

M T W T F S S

Time (AM)	Sleep or Play	Change		Feed		Note or Comment
		Pee	Poop	Nurse	Amount/Mins	
				L / R		
				L / R		
				L / R		
				L / R		
				L / R		
				L / R		
				L / R		
				L / R		
				L / R		
				L / R		
				L / R		
				L / R		
				L / R		
				L / R		
				L / R		
				L / R		
				L / R		
				L / R		
				L / R		
				L / R		
				L / R		
				L / R		
				L / R		
				L / R		

Note
_____
_____
_____
_____

M T W T F S S						DAY / DATE	
Time (PM)	Sleep or Play	Change		Feed		Note or Comment	
		Pee	Poop	Nurse	Amount/Mins		
				L / R			
				L / R			
				L / R			
				L / R			
				L / R			
				L / R			
				L / R			
				L / R			
				L / R			
				L / R			
				L / R			
				L / R			
				L / R			
				L / R			
				L / R			
				L / R			
				L / R			
				L / R			
				L / R			
				L / R			
				L / R			
				L / R			
				L / R			

Note

DAY / DATE

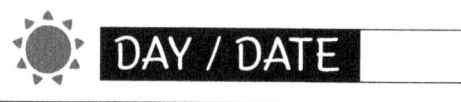

M T W T F S S

Time (AM)	Sleep or Play	Change		Feed		Note or Comment
		Pee	Poop	Nurse	Amount/Mins	
				L / R		
				L / R		
				L / R		
				L / R		
				L / R		
				L / R		
				L / R		
				L / R		
				L / R		
				L / R		
				L / R		
				L / R		
				L / R		
				L / R		
				L / R		
				L / R		
				L / R		
				L / R		
				L / R		
				L / R		
				L / R		
				L / R		
				L / R		
				L / R		

Note

M T W T F S S **DAY / DATE**

Time (PM)	Sleep or Play	Change		Feed		Note or Comment
		Pee	Poop	Nurse	Amount/Mins	
				L / R		
				L / R		
				L / R		
				L / R		
				L / R		
				L / R		
				L / R		
				L / R		
				L / R		
				L / R		
				L / R		
				L / R		
				L / R		
				L / R		
				L / R		
				L / R		
				L / R		
				L / R		
				L / R		
				L / R		
				L / R		
				L / R		
				L / R		
				L / R		

Note

DAY / DATE

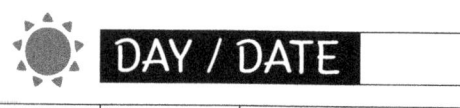

M T W T F S S

Time (AM)	Sleep or Play	Change		Feed		Note or Comment
		Pee	Poop	Nurse	Amount/Mins	
				L / R		
				L / R		
				L / R		
				L / R		
				L / R		
				L / R		
				L / R		
				L / R		
				L / R		
				L / R		
				L / R		
				L / R		
				L / R		
				L / R		
				L / R		
				L / R		
				L / R		
				L / R		
				L / R		
				L / R		
				L / R		
				L / R		
				L / R		
				L / R		

Note
_____
_____
_____

M T W T F S S　　　　　　　**DAY / DATE**

Time (PM)	Sleep or Play	Change		Feed			Note or Comment
		Pee	Poop	Nurse	Amount/Mins	
				L / R		
				L / R		
				L / R		
				L / R		
				L / R		
				L / R		
				L / R		
				L / R		
				L / R		
				L / R		
				L / R		
				L / R		
				L / R		
				L / R		
				L / R		
				L / R		
				L / R		
				L / R		
				L / R		
				L / R		
				L / R		
				L / R		
				L / R		

Note

DAY / DATE M T W T F S S

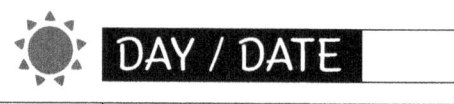

Time (AM)	Sleep or Play	Change		Feed		Note or Comment
		Pee	Poop	Nurse	Amount/Mins	
				L / R		
				L / R		
				L / R		
				L / R		
				L / R		
				L / R		
				L / R		
				L / R		
				L / R		
				L / R		
				L / R		
				L / R		
				L / R		
				L / R		
				L / R		
				L / R		
				L / R		
				L / R		
				L / R		
				L / R		
				L / R		
				L / R		
				L / R		

Note

M T W T F S S   DAY / DATE

Time (PM)	Sleep or Play	Change		Feed		Note or Comment
		Pee	Poop	Nurse	Amount/Mins	
				L / R		
				L / R		
				L / R		
				L / R		
				L / R		
				L / R		
				L / R		
				L / R		
				L / R		
				L / R		
				L / R		
				L / R		
				L / R		
				L / R		
				L / R		
				L / R		
				L / R		
				L / R		
				L / R		
				L / R		
				L / R		
				L / R		
				L / R		

Note

DAY / DATE M T W T F S S

Time (AM)	Sleep or Play	Change		Feed		Note or Comment
		Pee	Poop	Nurse	Amount/Mins	
				L / R		
				L / R		
				L / R		
				L / R		
				L / R		
				L / R		
				L / R		
				L / R		
				L / R		
				L / R		
				L / R		
				L / R		
				L / R		
				L / R		
				L / R		
				L / R		
				L / R		
				L / R		
				L / R		
				L / R		
				L / R		
				L / R		
				L / R		

Note
_____
_____
_____

M T W T F S S **DAY / DATE**

Time (PM)	Sleep or Play	Change		Feed		Note or Comment
		Pee	Poop	Nurse	Amount/Mins	
				L / R		
				L / R		
				L / R		
				L / R		
				L / R		
				L / R		
				L / R		
				L / R		
				L / R		
				L / R		
				L / R		
				L / R		
				L / R		
				L / R		
				L / R		
				L / R		
				L / R		
				L / R		
				L / R		
				L / R		
				L / R		
				L / R		
				L / R		
				L / R		

Note
_____
_____
_____
_____

DAY / DATE   M T W T F S S

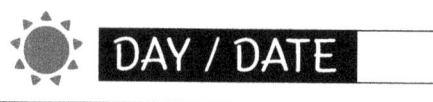

Time (AM)	Sleep or Play	Change		Feed		Note or Comment
		Pee	Poop	Nurse	Amount/Mins	
				L / R		
				L / R		
				L / R		
				L / R		
				L / R		
				L / R		
				L / R		
				L / R		
				L / R		
				L / R		
				L / R		
				L / R		
				L / R		
				L / R		
				L / R		
				L / R		
				L / R		
				L / R		
				L / R		
				L / R		
				L / R		
				L / R		
				L / R		
				L / R		
				L / R		
				L / R		

Note

M T W T F S S — **DAY / DATE**

Time (PM)	Sleep or Play	Change		Feed		Note or Comment
		Pee	Poop	Nurse	Amount/Mins	
				L / R		
				L / R		
				L / R		
				L / R		
				L / R		
				L / R		
				L / R		
				L / R		
				L / R		
				L / R		
				L / R		
				L / R		
				L / R		
				L / R		
				L / R		
				L / R		
				L / R		
				L / R		
				L / R		
				L / R		
				L / R		
				L / R		
				L / R		
				L / R		
				L / R		

Note

DAY / DATE   M T W T F S S

Time (AM)	Sleep or Play	Change		Feed		Note or Comment
		Pee	Poop	Nurse	Amount/Mins	
				L / R		
				L / R		
				L / R		
				L / R		
				L / R		
				L / R		
				L / R		
				L / R		
				L / R		
				L / R		
				L / R		
				L / R		
				L / R		
				L / R		
				L / R		
				L / R		
				L / R		
				L / R		
				L / R		
				L / R		
				L / R		
				L / R		
				L / R		

Note
_____
_____
_____

M T W T F S S   DAY / DATE

Time (PM)	Sleep or Play	Change		Feed		Note or Comment
		Pee	Poop	Nurse	Amount/Mins	
				L / R		
				L / R		
				L / R		
				L / R		
				L / R		
				L / R		
				L / R		
				L / R		
				L / R		
				L / R		
				L / R		
				L / R		
				L / R		
				L / R		
				L / R		
				L / R		
				L / R		
				L / R		
				L / R		
				L / R		
				L / R		
				L / R		
				L / R		
				L / R		

Note

DAY / DATE

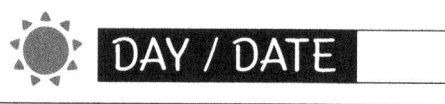

M T W T F S S

Time (AM)	Sleep or Play	Change		Feed		Note or Comment
		Pee	Poop	Nurse	Amount/Mins	
				L / R		
				L / R		
				L / R		
				L / R		
				L / R		
				L / R		
				L / R		
				L / R		
				L / R		
				L / R		
				L / R		
				L / R		
				L / R		
				L / R		
				L / R		
				L / R		
				L / R		
				L / R		
				L / R		
				L / R		
				L / R		
				L / R		
				L / R		
				L / R		

Note

M T W T F S S						DAY / DATE	
Time (PM)	Sleep or Play	Change		Feed			Note or Comment
		Pee	Poop	Nurse	Amount/Mins		
				L / R			
				L / R			
				L / R			
				L / R			
				L / R			
				L / R			
				L / R			
				L / R			
				L / R			
				L / R			
				L / R			
				L / R			
				L / R			
				L / R			
				L / R			
				L / R			
				L / R			
				L / R			
				L / R			
				L / R			
				L / R			
				L / R			
				L / R			

Note

DAY / DATE

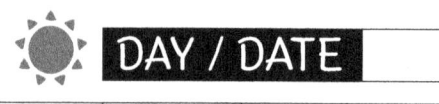

M T W T F S S

Time (AM)	Sleep or Play	Change		Feed		Note or Comment
		Pee	Poop	Nurse	Amount/Mins	
				L / R		
				L / R		
				L / R		
				L / R		
				L / R		
				L / R		
				L / R		
				L / R		
				L / R		
				L / R		
				L / R		
				L / R		
				L / R		
				L / R		
				L / R		
				L / R		
				L / R		
				L / R		
				L / R		
				L / R		
				L / R		
				L / R		
				L / R		
				L / R		

Note

M T W T F S S						DAY / DATE

Time (PM)	Sleep or Play	Change		Feed		Note or Comment
		Pee	Poop	Nurse	Amount/Mins	
				L / R		
				L / R		
				L / R		
				L / R		
				L / R		
				L / R		
				L / R		
				L / R		
				L / R		
				L / R		
				L / R		
				L / R		
				L / R		
				L / R		
				L / R		
				L / R		
				L / R		
				L / R		
				L / R		
				L / R		
				L / R		
				L / R		
				L / R		
				L / R		
				L / R		

Note

DAY / DATE   M T W T F S S

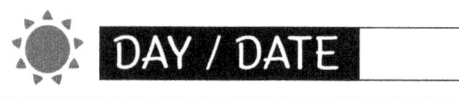

Time (AM)	Sleep or Play	Change		Feed		Note or Comment
		Pee	Poop	Nurse	Amount/Mins	
				L / R		
				L / R		
				L / R		
				L / R		
				L / R		
				L / R		
				L / R		
				L / R		
				L / R		
				L / R		
				L / R		
				L / R		
				L / R		
				L / R		
				L / R		
				L / R		
				L / R		
				L / R		
				L / R		
				L / R		
				L / R		
				L / R		
				L / R		

Note

M T W T F S S **DAY / DATE**

Time (PM)	Sleep or Play	Change		Feed		Note or Comment
		Pee	Poop	Nurse	Amount/Mins	
				L / R		
				L / R		
				L / R		
				L / R		
				L / R		
				L / R		
				L / R		
				L / R		
				L / R		
				L / R		
				L / R		
				L / R		
				L / R		
				L / R		
				L / R		
				L / R		
				L / R		
				L / R		
				L / R		
				L / R		
				L / R		
				L / R		
				L / R		

Note

DAY / DATE M T W T F S S

Time (AM)	Sleep or Play	Change		Feed		Note or Comment
		Pee	Poop	Nurse	Amount/Mins	
				L / R		
				L / R		
				L / R		
				L / R		
				L / R		
				L / R		
				L / R		
				L / R		
				L / R		
				L / R		
				L / R		
				L / R		
				L / R		
				L / R		
				L / R		
				L / R		
				L / R		
				L / R		
				L / R		
				L / R		
				L / R		
				L / R		
				L / R		

Note
_____
_____
_____
_____

M T W T F S S						DAY / DATE	

Time (PM)	Sleep or Play	Change		Feed		Note or Comment
		Pee	Poop	Nurse	Amount/Mins	
				L / R		
				L / R		
				L / R		
				L / R		
				L / R		
				L / R		
				L / R		
				L / R		
				L / R		
				L / R		
				L / R		
				L / R		
				L / R		
				L / R		
				L / R		
				L / R		
				L / R		
				L / R		
				L / R		
				L / R		
				L / R		
				L / R		
				L / R		

Note

DAY / DATE

M T W T F S S

Time (AM)	Sleep or Play	Change		Feed		Note or Comment
		Pee	Poop	Nurse	Amount/Mins	
				L / R		
				L / R		
				L / R		
				L / R		
				L / R		
				L / R		
				L / R		
				L / R		
				L / R		
				L / R		
				L / R		
				L / R		
				L / R		
				L / R		
				L / R		
				L / R		
				L / R		
				L / R		
				L / R		
				L / R		
				L / R		
				L / R		
				L / R		
				L / R		

Note

M T W T F S S   **DAY / DATE**

Time (PM)	Sleep or Play	Change		Feed		Note or Comment
		Pee	Poop	Nurse	Amount/Mins	
				L / R		
				L / R		
				L / R		
				L / R		
				L / R		
				L / R		
				L / R		
				L / R		
				L / R		
				L / R		
				L / R		
				L / R		
				L / R		
				L / R		
				L / R		
				L / R		
				L / R		
				L / R		
				L / R		
				L / R		
				L / R		
				L / R		
				L / R		
				L / R		

Note
_____
_____
_____

DAY / DATE   M T W T F S S

Time (AM)	Sleep or Play	Change		Feed		Note or Comment
		Pee	Poop	Nurse	Amount/Mins	
				L / R		
				L / R		
				L / R		
				L / R		
				L / R		
				L / R		
				L / R		
				L / R		
				L / R		
				L / R		
				L / R		
				L / R		
				L / R		
				L / R		
				L / R		
				L / R		
				L / R		
				L / R		
				L / R		
				L / R		
				L / R		
				L / R		
				L / R		
				L / R		
				L / R		

Note
_____
_____
_____
_____

M T W T F S S **DAY / DATE**

Time (PM)	Sleep or Play	Change		Feed		Note or Comment
		Pee	Poop	Nurse	Amount/Mins	
				L / R		
				L / R		
				L / R		
				L / R		
				L / R		
				L / R		
				L / R		
				L / R		
				L / R		
				L / R		
				L / R		
				L / R		
				L / R		
				L / R		
				L / R		
				L / R		
				L / R		
				L / R		
				L / R		
				L / R		
				L / R		
				L / R		
				L / R		
				L / R		

Note
_____
_____
_____

DAY / DATE   M T W T F S S

Time (AM)	Sleep or Play	Change		Feed		Note or Comment
		Pee	Poop	Nurse	Amount/Mins	
				L / R		
				L / R		
				L / R		
				L / R		
				L / R		
				L / R		
				L / R		
				L / R		
				L / R		
				L / R		
				L / R		
				L / R		
				L / R		
				L / R		
				L / R		
				L / R		
				L / R		
				L / R		
				L / R		
				L / R		
				L / R		
				L / R		
				L / R		

Note
_____
_____
_____
_____

M T W T F S S **DAY / DATE**

Time (PM)	Sleep or Play	Change		Feed		Note or Comment
		Pee	Poop	Nurse	Amount/Mins	
				L / R		
				L / R		
				L / R		
				L / R		
				L / R		
				L / R		
				L / R		
				L / R		
				L / R		
				L / R		
				L / R		
				L / R		
				L / R		
				L / R		
				L / R		
				L / R		
				L / R		
				L / R		
				L / R		
				L / R		
				L / R		
				L / R		
				L / R		
				L / R		

Note

DAY / DATE　　　M T W T F S S

Time (AM)	Sleep or Play	Change		Feed		Note or Comment
		Pee	Poop	Nurse	Amount/Mins	
				L / R		
				L / R		
				L / R		
				L / R		
				L / R		
				L / R		
				L / R		
				L / R		
				L / R		
				L / R		
				L / R		
				L / R		
				L / R		
				L / R		
				L / R		
				L / R		
				L / R		
				L / R		
				L / R		
				L / R		
				L / R		
				L / R		
				L / R		
				L / R		

Note

M T W T F S S **DAY / DATE**

Time (PM)	Sleep or Play	Change		Feed		Note or Comment
		Pee	Poop	Nurse	Amount/Mins	
				L / R		
				L / R		
				L / R		
				L / R		
				L / R		
				L / R		
				L / R		
				L / R		
				L / R		
				L / R		
				L / R		
				L / R		
				L / R		
				L / R		
				L / R		
				L / R		
				L / R		
				L / R		
				L / R		
				L / R		
				L / R		
				L / R		
				L / R		

Note
_____
_____
_____

Made in the USA
Middletown, DE
04 October 2018